Migräne ist ein doofer Kopfmann

Vom Leben mit dem Gewitter im Kopf

Kirsten Wendt

Bärenmarsch 21, 31623 Drakenburg

wendt.kirsten@t-online.de

ISBN: 1479159611
ISBN-13: 978-1479159611

Sämtliche Personen, Namen und Orte

sind frei erfunden.

Sollte sich dennoch jemand angesprochen fühlen, liegt das vermutlich an der falschen Ernährung, dem Wetter oder am emotionalen Gesamtzustand.

Inhalt

LASS DICH DOCH MAL EINRENKEN!

Möglichst unauffällig versuche ich mich im noblen Wartezimmer des Knochenbrechers auf die Umgebung einzustellen. Elegant gekleidete Männer huschen geschäftig durch den riesigen Altbausaal. An der hohen Decke Stuckverzierungen, die Wände geschmückt mit moderner Kunst – kein Mensch käme von alleine auf die Idee, dass sich hier so etwas wie eine Arztpraxis befindet. Die Therapeuten heißen Chiropraktoren und tragen dunkle Anzughosen, weiße Oberhemden und darüber Brokatwesten.

Ach du Schande, wo hat mich meine Migräne hier nur wieder hingeführt? Ich erblicke den vermutlich schönsten Mann der Welt, der als Chiropraktor schwer gefragt zu sein scheint. Nicht zu klein und nicht zu groß, ein kaffeebrauner Teint, tiefschwarze und akkurat geschnittene Haare. Bitte, lieber Gott, mach, dass das nicht Jean-Luc ist! Die Empfangsdame hatte mir nämlich mitgeteilt, dass ich zwar keinen Termin beim Chef bekäme, aber dafür eben bei Jean-Luc, der seine Arbeit auch ganz hervorragend mache. Den Tipp mit dieser Praxis habe ich von meiner Nachbarin bekommen, denn deren Schwiegermutter hatte man hier prima mit ihren Rückenproblemen geholfen. Und irgendein Mitglied der britischen Königsfamilie ließ sich hier angeblich seine Migräne behandeln. Sechzig Euro für zehn Minuten Behandlung, privat zu bezahlen natürlich; die erste Sitzung kostet das Doppelte.

Mir ist inzwischen alles egal, denn ich brauche Hilfe. Wer wie ich rund zwanzig Migränetage im Monat zu verbuchen hat, weiß, wovon ich spreche. Na ja, alles egal ist vielleicht auch übertrieben. Denn gleich muss ich mich in Unterwäsche begutachten und einrenken lassen. Mit Speckpolstern an den falschen Stellen ist das mehr als peinlich, aber gut, dass ich mir extra neue Dessous gekauft habe. Rot wäre blöd gewesen, aber schwarz geht immer. Das wird schon werden, schließlich bin ich nicht die einzige Patientin ohne Modelmaße, rede ich mir gut zu, und einen hässlichen Therapeuten habe ich auch schon entdeckt.

Doch da steht auch schon Jean-Luc vor mir: „Frau Nauer?“, fragt er höflich und betont die letzten beiden Buchstaben meines Nachnamens mit starkem französischen Akzent. Fast hätte ich „oui“ gesagt, doch ich kann mich gerade noch beherrschen. Hier ist kein Platz für Witze, man verhält sich diskret und genauso folge ich dem schönen Jean-Luc in sein Behandlungszimmer. Es würde mich nicht wundern, wenn hier Robert de Niro in einer

Filmrolle als mächtiger Anwalt hinter seinem riesigen Schreibtisch thronen würde. Der Raum ist dunkel, furchteinflößend und erst auf dem zweiten Blick entdecke ich eine stinknormale Liege. Ich nehme auf einem Ledersessel Platz und Jean-Luc befragt mich zügig nach meinen Gebrechen.

Seine Attraktivität macht mich völlig fertig, denn nun heißt es: „Bitte machen Sie sisch frei bis auf Slip und B-A." Mitten auf dem teuren Perserteppich entkleide ich mich also und mime die Coole. Unter dem prüfenden Blick des Experten für krumme Körperregionen marschiere ich hin und her, strecke Arme aus, hüpfe auf einem Bein und beuge mich so weit wie möglich nach vorne. Zwischendurch befragt er mich nach Mann (ja), Kindern (zwei) und Arbeit (vorhanden). Dann darf ich endlich stehen bleiben. Wenn ich bis jetzt dachte, dass es nicht mehr schlimmer geht, habe ich mich getäuscht. Jean-Luc stellt neutral fest: „Sie brauchen ein B-A mit mehr Stützkraft, denn Ihre Brust ist zu schwör für den Rücken."

Gerne würde ich jetzt im Erdboden versinken, doch das geht nicht, denn nun geht es auf die Pritsche. Von allen Seiten renkt mich der ernsthafte Mensch mit den dunklen Augen ein. Es knackt, es tut weh und ist doch befreiend. Ich stöhne und ächze und längst ist mir mein dicker Hintern egal – herrje, was macht der Typ mit mir? Mir fallen Schauergeschichten ein, in denen Menschen nach solchen Behandlungen im Rollstuhl landeten, aber Jean-Luc scheint meine Gedanken lesen zu können. „Keine Angst, isch abe das studiert und isch bin kein Krankengymnast, wie Sie das vielleischt kennen!"

Bisher habe ich gesessen, nun soll ich mich auf den Rücken legen. Durchatmen. Vor meinem Gesicht streckt Mister Universum seine rechte Hand aus und blickt mich dabei immer wieder vage lächelnd an. Über seinen Zeigefinger stülpt er mit der anderen Hand routiniert eine Art Verhüterli, so einen einzelnen Plastiküberzieher, und verfügt parallel: „Mund auf!"

Verarscht der mich? Ich gebe irgendeinen Laut von mir, wir schauen uns nun in sehr geringem Abstand in die Augen und in jeder anderen Situation hätte ich das extrem erregend gefunden. Doch nun öffne ich patientengerecht meinen Schnabel und Jean-Luc drückt in allen Regionen meines weit geöffneten Schlunds herum. Er sagt kein Wort, ich seufze und schnappe vornehm nach Luft. Was der wohl denkt? Ob er ein bisschen pervers ist? Ich bin mir sicher, ein schelmisches Lächeln in seinen Augenwinkeln zu entdecken. Dann ist er fertig.

Schnell noch den Sabber wegwischen, aufrichten und den unaufgeregten Worten Jean-Lucs lauschen. Seine

Freundin leide auch unter Migräne und ihr helfe besonders die Stimulation der Druckpunkte im Mund. Täglich dreimal muss ich das nun auch machen. Er erklärt mir genau, wie das geht und endlich verschwindet die merkwürdige Befangenheit. Ich bin froh darüber, denn auf Dauer wäre es anstrengend, seinen Therapeuten als Wesen vom anderen Stern zu betrachten. Jean-Luc erläutert, dass ich in den nächsten Stunden keine Treppen steigen soll, dafür aber dreißig Minuten spazieren gehen möge. Kann sein, dass es mir in ein paar Stunden schlecht ginge, aber das wäre ein gutes Zeichen. Kenne ich alles, klar, Erstverschlimmerung und so – bin ja nicht erst seit gestern Kranke.

In drei Tagen soll ich wiederkommen. „Auf Wiederrrsehn!", parliert der schmucke Kerl und ich trau mich endlich zu grinsen: „Au revoir, Monsieur." Das Eis ist gebrochen und ich bin gespannt. Mein Mann wartet im Auto, da man weite Strecken nach solch einer Behandlung nicht mehr selbst fahren kann. Diese Aktion ist also nicht nur finanziell, sondern auch zeitlich ein größerer Akt, denn Kinder und Hund müssen versorgt sein, der Mann sich frei nehmen und ich stehe ohnehin nur nachmittags zur Verfügung.

Wir sind noch keine zwei Stunden zuhause, da geht es los. Es ist der schwerste, schlimmste Migräneanfall meines ganzen Lebens und ich spüre es von Anfang an. Ob das so ist, wie es die armen Cluster-Patienten erleiden müssen? Meine Augen scheinen hervorzutreten, alles in mir zerspringt. Ich schreie, winsele, weine und mein Mann nimmt sich den Rest des Tages Urlaub, da er befürchtet, dass ich mir unser Brotmesser in die Stirn ramme. Er ruft bei Jean-Luc an, der ihm versichert, dass der Anfall nach spätestens zwölf Stunden vorüber sein wird. Wir glauben ihm das nicht, denn das wäre der erste Migräneanfall seit Jahren, den man im Vorfeld zeitlich limitieren kann. Ich kotze meine Medikamente aus, schwitze und heule wie nie zuvor. Am liebsten wäre ich tot, auf der Stelle. Selbst an meine Kinder denke ich nicht mehr, und das soll schon was heißen. Als ich nach unendlichen Stunden gekrümmt auf dem Boden liege, nur noch schemenhaft Umrisse des Schlafzimmers erkenne und vermutlich aussehe wie Frankensteins Gesellenstück, da spüre ich auf einmal, wie der Schmerz stetig weicht. Unglaublich, aber wahr – ich bin nach diesem Horrortrip noch am Leben.

„Nie wieder gehe ich dahin!“, schwöre ich meiner Familie, doch gemeinsam reden wir uns Mut zu und ich wage es erneut. In den folgenden Wochen wird Jean-Luc einer der wichtigsten Menschen der Welt für mich, denn ich bin fast zwei Monate lang schmerzfrei. Den Urlaub streichen wir, da unser Erspartes in die neuen

Kronleuchter der Chiropraktoren-Praxis investiert wird. Längst hat Jean-Luc mir Einlagen für meine Schuhe aufgeschwatzt. Sie kosten einhundert Euro, sind zwar generell nicht maßangefertigt, aber angeblich das Nonplusultra. Ich trage sie nie, denn sie sind hart wie Stein, rutschig und passen nur in Oma-Schuhe. Da waren ja die anderen fünf Paar Einlagen meiner Vergangenheit bequemer und orthopädischer. Trotzdem bin ich Jean-Luc hoffnungslos verfallen, denn ich scheine meine Migräne los zu sein. Etwas Großartigeres kann ich mir einfach nicht vorstellen.

Alle zehn Tage muss ich nun erscheinen und die Welt könnte sich einfach so weiterdrehen, wenn der elitäre Franzose mir nicht eines Tages völlig nebenbei eröffnen würde: „Frau Nauer, isch mache in ein' Monat eine eigene Praxis auf in meine Eimat. Dies ist unsere letzte Beandlung. Dann mein Kollege Paul übernimmt Sie." Zack. Einfach so lässt Jean-Luc mich im Stich, überlässt mich dem hässlichen Therapeuten, über den ich längst im Wartezimmer andere Patienten habe tuscheln hören. Der ist nämlich nicht so gut wie der Chef und Jean-Luc, das sagen alle. Mir ist sofort klar, dass es das war mit meiner Wunderheilung, doch versuche mir einzureden, dass meine Gedanken kindisch sind. Diese Typen hier sind alle an der selben Schule in der Schweiz ausgebildet und werden wohl wissen, was zu tun ist. Außerdem hat Jean-Luc bestimmt seinem Kumpel verklickert, wo sich meine ganz gemeinen Triggerpunkte befinden.

So unbefangen wie möglich begebe ich mich nun Woche um Woche in Pauls Hände. Die Migräne kommt sofort wieder. Ich bin verzweifelt, habe Albträume und besorge mir einen heiß begehrten Termin beim Chef. Der kostet gleich noch mal fünfzig Euro mehr. Den Chef kenne ich natürlich schon lange aus all seinen schlauen Büchern, die ich mir zugelegt habe. Seine klugen Augen mustern mich neugierig, aber auch ein bisschen abschätzig, als ich ihm von seinem Ex-Mitarbeiter Jean-Luc berichte, der mich so wunderbar behandelt hat. Und dass er das nun bitte, bitte fortführen möge, denn mein Leben ohne Migräne gefiel mir eindeutig besser. Der Guru macht sich halbherzig an mir zu schaffen, klar, ich bin weder Prinz Charles noch die Queen. Selbst Fergie macht vermutlich eine bessere Figur beim Heiler der Reichen. Keine fünf Minuten und er ist angeblich fertig. Das ist eine Frechheit, ich habe immerhin vorhin einhundertzehn Euro über seinen Marmortresen geschoben, von all der Kohle für Jean-Luc, Paul, Einlagen und Bücher mal abgesehen. Wie zu erwarten ist, hilft die Behandlung rein gar nicht. Und somit ist mein Vierteljahres-Ausflug in die teure Privatpraxis beendet.

WARST DU SCHON BEIM KINESIOLOGEN?

Ich weiß nicht, wie lange ich schon unter Migräne leide. Vermutlich begann es bereits als Kind, doch damals nannte man das noch Kopfschmerzen. Dass ich schon im Grundschulalter Kopfschmerztabletten schluckte, daran kann ich mich gut erinnern. Häufig litt ich unter fiesen Stichen hinter den Augen oder an den Schläfen. Im Laufe der Jahre war es dann mal mehr, mal weniger. Mit Anfang Zwanzig wurde es schlimmer, da kamen mir dann mitunter vor Kopfweh die Tränen und ich bekam das erste Mal von einem untreuen Freund zu hören: „Das ist doch alles nur psychisch!“ Ein Vorgeschmack auf das, was da noch kommen möge an klugen Sprüchen. Während meiner zweiten Schwangerschaft litt ich dann erheblich an Migräneanfällen – und konnte nichts anderes dagegen unternehmen, als stundenlang heiß zu duschen oder mich von meinem Mann massieren zu lassen.

Mein Nacken tut immer weh, wenn ich Migräne habe. Längst ist bekannt, dass die Migräne deshalb im Umkehrschluss nicht vom Nacken kommt, wie es so schön heißt. Dennoch ist es wohltuend, wenn mir so grob wie möglich Schultern, Hals und Rücken geknetet werden.

Wie viele Wochen oder Monate mein Mann mich bereits massiert hat, wenn man das zusammenrechnen würde, das wäre wirklich mal interessant. Ganz selten kommt es vor und er massiert einen beginnenden Migräneanfall tatsächlich weg. Leider ist er kein Masseur, doch dafür gibt es ja Profis. Ich hatte sie alle, zumindest in unserem Landkreis. Physiotherapeuten, die mich massierten, ganz normal, hart oder sanft. Mit Öl, ohne Öl, zuzahlungsfrei, privat, auf Migräne spezialisiert oder mit der manuellen Therapie. Gerne auch Cranio-Sacral-Therapie und natürlich das Allheilmittel Osteopathie. Jeder kennt irgendwen, der mit einer dieser Techniken quietschfidel wurde und empfiehlt des Weiteren Lymphdrainage, Fango und UV-Bestrahlung.

Man greift nach jedem noch so albern klingenden Strohhalm, denn die Menschen, mit denen man es zu tun hat, wirken absolut überzeugt von ihren Methoden. Fast jeder Therapeut hat irgendein zusätzliches Steckenpferd – darum habe ich im Wohnzimmerregal zum Beispiel einen hübschen Flacon mit rot-gelber Farbe stehen. Darin befindet sich eine ölige Flüssigkeit zwecks Farbtherapie, die man sich auf besondere Punkte am Körper einreibt. Finden muss man diese Regionen selbst und der Körper sagt einem, wo sie sind. Der Körper sagt keinen Pieps? Dann hat man verlernt, richtig in sich hinein zu horchen.

Ganz schlimm ist das, finden die selbsternannten Experten, aber irgendwie arbeitet man dann auch nicht richtig mit. Trotzdem kann man sich bei vielen Therapeuten etwas Gutes herauspicken. Nur schade, dass offenbar keiner von ihnen in der Lage ist, einfach mal zu sagen: „Tut mir leid, ich weiß es nicht, hier endet mein Wissen!“

Frau Schöneich ist eine ältere Dame, die in ihrem putzigen Hexenhäuschen in Alleinlage allerlei Kräuter vermischt und dabei etwas wunderlich wirkt. Prima, da gehe ich mal hin! Denn ich habe gehört, dass ihre Techniken zwar komisch, jedoch wirksam sind. Die Kinder meiner sehr wissenschaftlich denkenden Freundin Anna haben jedenfalls keine Mittelohrentzündungen mehr, seitdem sie sich auf Frau Schöneichs Liege begeben haben. Wenn ich es nicht selbst mitbekommen hätte und Anna nicht der größte Fan von „Stiftung Warentest“ wäre, ginge ich sicherlich nicht zu einer Kinesiologin. Doch ich lasse mich überreden und außerdem leidet unsere Tochter seit Jahren unter Bauchschmerzen, deren Ursache kein Arzt auf die Schliche kommt.

Mein pubertierendes Kind im Schlepptau setze ich mich in die vollgestopfte Bude der Allrounderin. Sie blüht sichtbar auf, als wir gleich mehrere Leiden präsentieren.

„Da machen Sie sich keine Sorgen, ich habe noch jeden wieder hinbekommen." Ja, genau. Wie alle anderen Spezialisten ihrer Art; das kenne ich bereits. Sie betreibt allerlei Firlefanz und überlegt, ob sie mit dem Pendeln oder der Kinesiologie beginnen soll. Was das ist, erklärt sie nicht. Das ist übrigens meistens so. Je idiotischer und abwegiger Heilmethoden vis-à-vis ausgesprochen klingen mögen, desto seltener werden sie thematisiert. Vielleicht auch ganz gut so, denn dann würde der Stundensatz noch rascher in die Höhe getrieben.

Meine Tochter bettet sich als Erste rücklings auf die Liege. Locker legt sie die Arme ausgestreckt nach hinten über den Kopf. Frau Schöneich packt in einem Affenzahn unterschiedliche Mini-Fläschchen verschiedenen Inhalts nacheinander auf den Bauch meiner Tochter. Bei jeder kleinen Flasche versucht sie, die Hände hinter dem Kopf in gleicher Höhe zusammenzuführen, sodass diese sich an den Daumen berühren müssten. Mit wichtiger Miene befindet sie, dass keine Allergie gegen Nüsse vorliegt (stimmt), dafür aber gegen Frühblüher (stimmt auch). Hey Kind, warum befindet sich dein rechter Daumen in Höhe deines linken Unterarmes, denke ich belustigt. Da muss doch ein Trick sein! Doch meine Tochter liegt entspannt dort und ich stehe direkt daneben. Kein Ziehen oder Drücken seitens der Kräuterhexe. Meistens liegen die

Daumen direkt nebeneinander – dann besteht keine Unverträglichkeit. Doch als Frau Schöneich eine Flasche mit irgendeinem Pulver auf den Bauch legt, ist der Unterschied extrem. Der linke Arm scheint mindestens zwanzig Zentimeter kürzer als der rechte zu sein! „Das ist Milchpulver. Es besteht eine hochgradige Laktose-intoleranz“, erklärt die Fachfrau. Ich bin baff.

Nun bin ich dran. Ich habe allerhand Allergien, von denen ich zuvor kein Wort preisgegeben habe. Frau Schöneich erkennt sie alle mit ihrer komischen Armlängen-Methode. Sie manipuliert mich kein bisschen, ich rücke extra zwischendurch ein wenig hin und her und strenge mich ganz doll an, um zu sehen, was im nächsten Fläschchen ist. Doch die Trefferquote liegt bei einhundert Prozent. Darum glaube ich ihr auch sofort, dass ich ebenfalls keine Laktose vertrage, jedoch nicht so extrem darauf reagiere wie mein Kind. Wir lassen uns nun erklären, was uns bevorsteht. Denn wir sollen eine sechswöchige Radikalkur absolvieren, in der wir quasi gar nichts mehr essen dürfen, was schmeckt.

Wir ziehen es durch, die ganze Familie ernährt sich in der vorgegebenen Zeit laktose- und glutenfrei. Keine bösen Glutamate, kein E weit und breit, Weißmehl wird verbannt und stattdessen ein Heidengeld im Reformhaus gelassen. Die Bauchschmerzen sind für immer verschwunden. Wir bleiben fortan bei laktosefreier Milch, weil sie uns nach einigen Tagen tatsächlich besser schmeckt und bekömmlicher erscheint.

Meine Migräne ist immer noch da. Frau Schöneich weiß, warum es mir nicht besser geht. Sie beginnt mit dem ganzen Hokuspokus, der nichts bringt. Sie schlägt eine Psychotherapie bei einem Heilpraktiker vor; zufällig ist sie sogar mit einem verheiratet. Bin ich bescheuert? Wenn ich eine Psychotherapie benötige, dann führe ich das sicherlich bei jemandem durch, der Psychologie studiert hat! Sie pendelt und misst und empfiehlt exotische Extrakte aus der Natur – alles sinnlose Geldverschwendung, wie sich herausstellt. Ich bin ihr dennoch auf ewig dankbar, denn sie hat unsere Kuhmilchallergie entlarvt.

ICH WÜRDE MIR EINEN ANDEREN NEUROLOGEN SUCHEN!

Der stets uninteressiert wirkende Wald- und Wiesen-Neurologe unserer Kleinstadt hat mich zwar stundenlang durch EEG, Hirnstrommessungen und sonstige Untersuchungen gejagt, aber eine andere Idee als mir niedrig dosierte Antidepressiva zu verabreichen, hat er auch nicht. Bei der Kernspintomographie und der Computertomographie kommt mal wieder nichts heraus, außer der Erkenntnis, dass ich unter Platzangst leide und mir eine Scheißegal-Spritze verabreichen lassen muss, bevor ich mich in die Röhre schieben lasse. Beim nächsten heftigen Anfall soll ich unangemeldet in die Praxis kommen – der Neurologe hat ein neues Präparat für solche Fälle. Fast freue ich mich ein bisschen darauf, beginne aber brav mit der Einnahme der Psychopharmaka.

Irgendwie nimmt mich der Arzt überhaupt nicht ernst. Vielleicht ist man bei ihm nur wirklich krank, wenn man einen an der Klatsche hat? Man verstehe mich nicht falsch, denn ich befürchte durchaus, selbst bald psychisch krank zu sein. Diese dauernden Schmerzen schlagen auf mein Gemüt. Es ist scheinbar schicker, die Diagnose „Depression" verpasst zu bekommen, als mit einer banalen „Migräne“ bedacht zu werden. Migräne klingt nach einfallsloser Ausrede für sexuelle Unlust, nach Hypochondern, die ein bisschen Kopfschmerzen nicht aushalten können und nach Altherrenwitzen, verpackt in alberner Schlagermusik.

In der Packungsbeilage meiner neuen Prophylaxe steht, dass man in den ersten Wochen unter depressiven Verstimmungen leiden könne. Wie wahr. Mir geht’s beschissen. Was für ein blödes Leben! Ich hasse Tabletten und außerdem kann ich nun vor lauter trüber Gedanken nicht mehr schlafen. Migräne habe ich auch. Drei traurige Wochen lang denke ich darüber nach, wie es wohl im Himmel sein mag, welche neue Frau ich meinem Mann zuvor aussuchen sollte und ob ich meinen Kindern ein paar vorteilhafte Fotos von mir raussuche, falls man nach meinem Ableben keine finden sollte. Mein Hausarzt schreibt mich krank und ich habe kein schlechtes Gewissen. Dieser Umstand zeigt mir, dass es wirklich schlimm um mich steht, denn ich bin das personifizierte schlechte Gewissen, wenn es um Job, Familie und Haushalt geht.

Ein Anruf in der lahmen Neurologen-Praxis ergibt, dass ich nicht einfach so anrufen kann. Doch ich bin zu schlapp und mein Kopf schmerzt zu sehr, als dass ich zwei

Stunden Wartezimmer ertragen kann. Die Telefontante geht mir auf die Nerven. Was ist das für ein Schnarchverein dort? Ich möchte doch nur wissen, wie lange diese Depression noch andauert und ob ich davon ausgehen kann, dass die Wirkung gleich Null ist, wenn ich durchgehend Migräne habe. „Sind Sie suizidgefährdet?“, fragt sie mich jetzt allen Ernstes. Das weiß doch jeder, dass jene, die es ernsthaft vorhaben, es nicht ankündigen. Nur um die dusselige Kuh zu ärgern, sage ich matt „Ja“ und lege auf. Gleich darauf klingelt mein Telefon, doch ich gehe nicht ran. Es freut mich ein bisschen, dass Madame nun in Schweiß kommt, die Nummer meiner Schwiegereltern wählt und sogar Nachbarn ausfindig macht. Bevor alle in Panik geraten, löse ich auf und gebe mich geschlagen. Das Medikament schmeiße ich in den Mülleimer.

GEH DOCH MAL ZU EINEM GUTEN HEILPRAKTIKER!

Warum es nicht noch einmal mit einem Heilpraktiker versuchen? Sicher, da habe ich schon einiges hinter mir, und unsere Globuli-Sammlung im Medizinschrank ist beachtlich. Vieles habe ich schon gelesen über Bachblüten, Homöopathie und Schüssler Salze. Seit einem schmerzenden Milchstau während der Stillzeit schwöre ich grundsätzlich auf die Kraft der Kugel. Denn weder Quarkwickel noch Eisbeutel brachten seinerzeit meiner gepeinigten Brust Linderung. Ein einziges, weißes Kügelchen, das die Hebamme mir in den Mund schob, bereitete dem Spuk ein Ende – ich schwöre! Seitdem versuche ich an dieses Erlebnis anzuknüpfen, doch leider ohne Erfolg.

Der dritte Heilpraktiker meines Lebens soll ganz großartige Dienste tun, habe ich gehört. Also fahre ich ein Stück weit und lande in einer gemütlich eingerichteten Praxis. Herr Dieter ist mir sympathisch. Kein Spinner, kein Ex-Versicherungsvertreter und auch kein ehemaliger Profiboxer. Das lässt hoffen. Es versteht sich von selbst, dass man sich bei einem Heilpraktiker besser betreut fühlt als bei Schulmedizinern. Denn hier ist man zahlender

Kunde und darf alles erzählen, was man auf dem Herzen hat. Die Anamnese nimmt Herr Dieter ordentlich auf und er stellt gute Fragen. Er weiß nun, dass ich bereits versucht habe, mit Beta-Blockern gegenzusteuern und davon zehn Kilo zugenommen habe. Dass ich Probleme mit meiner Trigeminus-Neuralgie habe – unglaubliche Schmerzen im Kieferbereich, sodass sich die Migräne quasi auf das Gesicht ausweitet – und dass ich natürlich den ganz normalen Stress einer berufstätigen Mutter mit zwei Kindern habe, während der Papa in der weiten Welt arbeiten darf.

Alles läuft bestens bei Herrn Dieter, ich freue mich bereits auf meine Medikation. Bestimmt gibt er mir gleich etwas zur Darmreinigung sowie zur Immunstärkung und dann endlich tolle Mittelchen für den Schädel. Ich liebe diese wundersamen Formulierungen der Heilpraktiker wie „Dir fehlt eindeutig etwas Aconitum und täglich Silicea". Dann verstehe ich zwar kein Wort, glaube aber daran, dass die Natur ganz genau weiß, was für mich wegweisend ist. Man braucht hierfür nur den richtigen Fachmann, der genau hinschaut und alle Besonderheiten ordentlich erfasst.

Herr Dieter möchte mich nun auch genau anschauen, nämlich in die Pupillen. Anhand seiner Pupillendiagnostik kann er herauslesen, wie es um mich steht. Aha. Ich packe mein Kinn auf das altertümliche und optikerähnliche Gerät und starre den Seher an. Er räuspert sich, er schüttelt den Kopf und kann es kaum glauben, was er in meinen Augen sieht. „Moment, ich muss eben was nachschlagen“, murmelt Herr Dieter irritiert. Oh Gott, was hat er in mir gefunden? Nach eingehender Prüfung seines dicken Heilpraktikerpupillenbuches guckt er noch einmal nach, nickt dann und bittet mich darum, eine entspannte Sitzhaltung einzunehmen. Auf alles gefasst, lausche ich seinen sorgsam formulierten Worten. „Frau Nauer, das ist in Ihrem Alter sehr selten. Ich konnte es selbst erst nicht richtig glauben, aber Sie haben Krampfringe!“ Betretenes Schweigen. Krampfringe. Muss ich jetzt sterben? „Sie stehen unter starkem Druck, Frau Nauer, da müssen wir unbedingt zuerst etwas dran tun. Bevor ich Ihre Migräne behandeln kann, müssen wir die verräterischen Spuren in Ihren Pupillen verschwinden lassen. Wenn.... wenn es dafür nicht schon zu spät ist.“

Oje, Herr Wichtigtuer, mit meinem Vertrauen in Ihre Kompetenz ist es nun schlagartig vorbei. Selten so einen Blödsinn gehört, doch ich erkundige mich vorsichtshalber noch einmal genauer. Herr Dieter erläutert seine Krampfringtheorie noch eingehend, doch wie erwartet, kommt nur Bullshit dabei heraus. Ich glaube, er merkt das nach einigen Sätzen selber und schwenkt um. Wo ich schon einmal da sei, könne er mir gleich die erste Sitzung Elektroakupunktur zukommen lassen. Ach, Akupunktur, na gut, mein letzter Versuch mit den klassischen Nadeln beim Frauenarzt ist wirklich eine Ewigkeit her und war zugegebenermaßen sehr halbherzig durchgeführt. Was, zum Teufel, ist denn Elektroakupunktur? Irgendwie ein Widerspruch in sich in so einer Ökobude, aber Herr Dieter holt schon seinen silbernen Metallstab von der Fensterbank. „Das wird Ihnen helfen, ich schätze, Sie spüren schon nach drei oder vier Behandlungen eine deutliche Besserung."

Klar, das sagen sie alle! Und mit alle meine ich alle. Ich hatte bisher noch keinen einzigen Therapeuten, Heilpraktiker, Masseur oder Ernährungsberater, der nicht bereits beim ersten Gespräch im Brustton der Überzeugung behauptete, mir werde es dank seines Erfahrungsschatzes bald besser gehen. Vorausgesetzt natürlich, ich mache richtig mit! Wer nicht richtig mitmacht, ist selbst schuld – das weiß jeder Migräniker. Wir Leidenden wollen nach Auffassung aller selbsternannter Experten ganz offenbar krank bleiben und uns nicht helfen lassen. Dass der Misserfolg so vieler Ansätze daran liegen könnte, dass gegen Migräne leider noch kein Kraut gewachsen ist, daran denken diese Schlaumeier nicht eine Sekunde lang nach.

Nun hält Herr Dieter seinen Zauberstab fest und ich muss sicherlich nicht explizit erwähnen, an was mich das erinnert. Weisungsgemäß schließe ich die Augen und spüre einen angenehmen und leichten Druck an Schläfe, Schulter, Gesicht und Nacken. Warm und elektrisch vibriert das Akupunkturding an mir rum und ich kann nichts dagegen einwenden. Schön. Angenehmer jedenfalls als diese spitzen Nadeln und das mitunter spritzende Blut bei richtiger Akupunktur. Ich glaube allerdings nicht ansatzweise daran, dass das irgend etwas mit mir macht oder mich abholt, wo ich stehe.

Bald soll ich wiederkommen, freut sich Herr Dieter. Er sieht mich quasi schon als geheilt an dank all seiner tollen Instrumente. Mit einem grünen Privatrezept, auf dem allerhand Zeugs verordnet ist, werde ich an die Tür begleitet. Zuhause checke ich im Internet die Mittelchen in Ruhe und rufe meinen geliebten Hausarzt an. Der lacht sich kaputt, auch wenn er sonst nie über Kollegen lästert und durchaus alternative Heilpraktiken schätzt. Meine Sammlung der uneingelösten grünen Zettelchen in der Schuhschrankschublade wächst weiter.

DAGEGEN GIBT ES DOCH BESTIMMT EIN MITTEL!

Es ist mal wieder soweit, ich bekomme einen sehr, sehr fiesen Migräneanfall. Der Wald- und Wiesen-Neurologe hatte ja gesagt, dass ich das nächste Mal einfach so in die Praxis schneien solle. Das mache ich jetzt. Wie zu erwarten war, sieht die Sprechstundenhilfe das ganz anders. „Ohne Termin geht das leider nicht." Es fällt mir nicht besonders schwer, auf der Stelle loszuheulen, weil ich während einer Attacke grundsätzlich drei verschiedener Grundstimmungen unterliege: sehr aggressiv, sehr lethargisch oder sehr weinerlich. Variante drei verstecke ich heute nicht, sodass ich tatsächlich direkt ins Behandlungszimmer gehen darf. Ich mache das Licht aus, denn Deckenlampe und Migräne gehen gar nicht zusammen, und lege mich auf die Pritsche.

Meine Rübe tut so weh. Mehrere schwere Vorschlaghammer scheinen meinen Kopf innerlich zu bearbeiten, Blitze zucken vor meinen Augen und in meinem Ohr rauscht es laut und zischend. Übelkeit steigt hoch, doch zum Aufstehen reicht es bereits nicht mehr. Mir ist es egal, ob ich kotzen muss. Ich bin nur noch Schmerz. Ich will, dass das aufhört, ich kann es nicht mehr aushalten.

Endlich kommt der Arzt und fragt mich, ob ich schon etwas genommen habe. „Nein, Sie hatten doch gesagt, dass Sie etwas für mich haben?“, jammere ich leise. Er antwortet: „Es gibt ein neues Arzneimittel. Triptane heißen diese Tabletten und sie sind verschreibungspflichtig. Sie werden bei der Schmerzbehandlung von Migräne im akuten Fall eingesetzt und wirken sehr schnell und zuverlässig. Sie sind meine erste Patientin, der ich solch ein Triptan gebe.“

Her damit! Gierig reiße ich dem Arzt die winzige Pille aus der Hand und spüle sie mit Wasser herunter. Der Neurologe möchte sehen, wie es funktioniert und so bleibe ich auf meiner Pritsche liegen, ohne Decke und Kissen natürlich, aber immerhin kommt keine Arzthelferin herein und schaltet das Licht wieder an. Irgendwie wird man bescheiden, denke ich und warte, was passiert. Alle dreißig Minuten kommt Herr Doktor und guckt, ob ich noch lebe. Als er das dritte Mal nach mir sieht, wird er Zeuge meiner Verwandlung. Ich bin verwirrt – was passiert da mit mir? Meine linke Kopfhälfte, dort, wo auch meistens meine Schmerzen lokalisiert sind, wird sehr kalt. Die Kälte zieht durch den ganzen Körper und ich werde sehr, sehr müde. Es ist, als würde mein Schmerz von einer weichen Decke umhüllt und sachte fortgetragen. So etwas konnten meine Migränezäpfchen niemals beschicken. Wie ein altes

Mütterchen fange ich an zu schluchzen und bedanke mich theatralisch beim Neurologen. Dass ich das noch erleben darf, ein Mittel, das zeitnah wirkt.

In den folgenden dreißig Minuten muss ich etwa acht Mal auf Toilette und mir fällt auf, dass es genau das ist, was ich sonst auch bei den Attacken beobachte. Bei einem Migräneanfall habe ich stets das Gefühl, jemand dreht meinen Haupthahn ab. Ich kann dann kein Wasser lassen, meine Regelblutung stoppt und an ein großes Geschäft ist gar nicht zu denken. Das alles funktioniert dafür umso sturzbachartiger, wenn der Anfall wieder vorbei ist. Bisher dauerte die Instandsetzung meiner Körperfunktionen immer sehr lange. Mit dem Triptan scheint es schneller zu gehen. Als ich wieder zu Hause bin, kann ich mein Glück kaum fassen. Ich habe eine Packung mit drei Tabletten mitbekommen, die ich wie einen Schatz hüte. Für die Zukunft bin ich gewappnet, denn ich werde nie wieder der Migräne hilflos ausgeliefert sein. Das ist der Beginn einer wunderbaren Freundschaft.

Ohne Triptane verlasse ich niemals mehr das Haus. Ich habe sie immer dabei, diese wundersamen Tabletten, die für nahezu jeden Migräne-Patienten ein großes Plus an Lebensqualität darstellen. Verschiedene Triptane für verschiedene Menschen – sie haben nur einen Nachteil: den Wiederkehrschmerz. Fast immer verdrängt die

Tablette oder das Nasenspray die Migräne für etwa zwanzig Stunden. Dann kommt der Schmerz zurück und eine weitere Tablette muss eingeworfen werden. Macht sehr müde, schlapp und ein paar Gehirnzellen sterben vermutlich auch ab. Doch ohne sie kann ich gar nicht mehr sein. Ich bin nicht körperlich, sondern psychisch von ihnen abhängig.

Genauso wie ein richtiger Junkie muss ein migränekranker Triptan-Konsument dafür sorgen, immer genug Stoff vorrätig zu haben. Man wird tatsächlich wie ein Drogensüchtiger behandelt – anders ist es nicht zu erklären, dass man für meine sechs Tabletten eine Zuzahlung von über dreißig Euro zu leisten hat. Für viele Menschen resultieren daraus schnell horrende Kosten, denn zwei Packungen im Monat zischen sie locker weg. Ich auch. Es existieren jedoch ein paar Tricks, wie man die Sache strecken kann. Über so etwas tauschen sich die Migräniker hinter vorgehaltener Hand aus – ganz wie im Rotlichtmilieu. Besonderes Pech hat, wer über keinen verschreibungsfreudigen Arzt verfügt. Es gibt immer noch genügend Mediziner, die der Meinung sind, man solle den Schmerz auch mal aushalten. So ein Schwachkopf ist mein Hausarzt glücklicherweise nicht.

SOLANGE DU NOCH ARBEITEN KANNST, WIRD ES SCHON NICHT SO SCHLIMM SEIN!

Fünf Uhr morgens, mich weckt ein beginnender Migräneanfall auf. Ach nee, nicht heute, es wird ein harter Tag mit vielen Terminen. Und mein Mann ist die ganze Woche auf Dienstreise. Probehalber wanke ich zum Klo, vielleicht täusche ich mich ja auch. Aber nein, klarer Fall, ich kann die Ziffern auf dem Radiowecker nicht erkennen, mein Schädel zerplatzt schon jetzt fast. Ich schleiche in die Küche, greife ins Regal zur Packung meiner Triptane in der Fünf-Milligramm-Verabreichung und befördere eine Tablette in den Tablettenteiler. Zweieinhalb Milligramm müssen heute reichen, denn ich soll eine neue Kollegin einarbeiten.

Es dauert meistens zwei Stunden, bis das Medikament spürbar bei mir wirkt. Innerhalb dieser Zeit ist es absolut ratsam sich hinzulegen, denn gar Wundersames geschieht mit dem Körper. Hitzewallungen wechseln sich ab mit Erscheinungen wie dem sogenannten eiskalten Näschen. Komatöser Zehn-Minuten-Schlaf wird unterbrochen von akuten Pipibedürfnissen – und das alle paar Minuten. Nach drei oder vier Stunden ist der Schmerz häufig komplett beseitigt, dafür setzt jedoch eine starke Müdigkeit ein, eine Art Wattebausch-Gefühl. Die Migräne ist nicht weg, sie wird nur vom Triptan gedeckelt. Das spüre ich stets ganz genau, doch alles ist besser als diese pochenden, hämmernden und dumpfen Schmerzen.

Jetzt jedenfalls könnte ich mich nur noch eine halbe Stunde hinlegen, was fatal wäre. Also dusche ich so heiß wie möglich, haue mir zentnerweise Make-up ins Gesicht, damit nur geschulte Augen erkennen, wie es mir wirklich geht und schnappe mir den Hund zur Gassi-Runde. Ich wecke die Kinder, setze meinen fröhlichen Mami-Singsang auf und versuche einmal wieder zu verbergen, wie es um mich steht. Wie belastend es für die beiden sein muss, ständig von einer Leidenden umgeben zu sein, mag ich mir nicht ausdenken. Die Tapferkeit währt nicht lange. Mein Sohn trödelt herum, meine Tochter meckert, weil das Nutella-Glas fast leer ist, ich pampe: „Ich hab' Migräne! Könnt Ihr mal ein bisschen mehr Rücksicht nehmen?" Vermutlich sage ich zehnmal häufiger „Ich hab' Migräne" als „Ich habe einen Kuchen gebacken".

Ich wäre sehr gerne eine gesunde Mutter. Stattdessen tu ich so, als sei das alles nur mittelschlimm. Doch meine Kinder sind nicht blöd und haben schon in jungen Jahren gemerkt, dass es nichts Gutes an Migräne gibt. Als mein Sohn knapp vier Jahre alt war, hörte ich zufällig, wie er seinem Freund beim Spielen erzählte: „Migräne ist ein doofer Kopfmann." Besser kann man es eigentlich nicht auf den Punkt bringen.

Um viertel nach sieben verlassen wir das Haus. Die Pinkelphase hat just eingesetzt, na wunderbar. Ich benötige immerhin eine dreiviertel Stunde, bis ich im Büro bin. Wer mich im Auto an einer roten Ampel beobachtet, muss denken, ich habe einen Dachschaden. Denn wenn die Tablette ihre Wirkung entfaltet, entspannt sich auch meine Nackenmuskulatur. Das ist herrlich, schmerzhaft und erlösend zugleich. Ich lege meinen Kopf in den Nacken, knacke nach links und rechts, reiße meinen Mund auf und lasse den Kiefer krachen. Wie eine Irre. Zwischendurch betrachte ich entsetzt mein käseweißes Gesicht, die Schweißperlen über der Oberlippe und die tiefen Ringe unter den Augen. Eigentlich sah ich mal ganz passabel aus, doch davon ist nicht mehr viel übrig. Mit der Migräne bin ich im Zeitraffer gealtert. Glücklich sauge ich Bemerkungen von Freundinnen auf, die mir mitunter sagen „Du siehst eigentlich ziemlich gut aus – man sieht dir nicht an, dass es dir so scheiße geht." So einfach sind die kleinen Freuden.

Gleich mache ich mir in die Hose, aber rechts ranfahren ist nicht, denn ich bin spät dran. Mein Chef schätzt es, dass ich immer die Erste bin. Wenn ich nicht wie gewöhnlich zehn Minuten früher da bin, ist er gleich angesäuert. Statt dass ich ihm mal gehörig die Meinung sage, ärgere ich mich in mich hinein. Als einzige Frau und einzige Teilzeitbeschäftigte im Team ist es irgendwie zu meiner Pflicht geworden, dass ich den Löwenanteil des Umsatzes einfahre. Welch ein Blödsinn – das sollte jedem klar sein. Doch ich habe mich unentbehrlich gemacht und stehe darauf, wie wichtig ich für den Betrieb bin. Dass ich daran kaputt gehe an allen Fronten perfekt zu sein, bemerkt kaum einer. Mein Chef kennt mich ganz gut und ist meistens freundlich zu mir. Doch er setzt mich auch regelmäßig unter Druck. Oder bin ich das vielleicht selbst, weil ich stets die Schnellste sein will?

Mit quietschenden Reifen rase ich auf den Parkplatz, schnappe meine Handtasche und renne direkt zum Klo. Das war knapp. Mein Lieblingskollege hat mich schon gehört, und als ich in unser kuscheliges Büro komme, fragt er nur mitfühlend: „Pinkelphase?“ Wenn ich ihn nicht hätte! Er warnt mich, wenn der Chef um die Ecke kommt. Dann setze ich mich schnell ordentlich hin, denn ich drohe auf meinem Bürostuhl zusammenzubrechen, herunterzurutschen, zu zerfließen. Mir ist so kalt, ich brauche einen

Kaffee. Und ein belegtes Brötchen. Die neue Kollegin hat sich glücklicherweise krank gemeldet. Das muss man mal bringen – und ich kämpfe mich hier ab! Ich bitte den Azubi, mir Kohlenhydrate und Zucker von der Tanke zu holen. Nach Sandwich, Snickers und Cola erwachen die Lebensgeister langsam wieder und um zehn Uhr ist der Spuk vorbei. Nun muss ich aber ranklotzen. Ich telefoniere, maile, rechne, überschlage mich selber und bin übereuphorisch. Kurz vor Feierabend treffe ich mich mit meiner Kollegin aus dem anderen Team heimlich in der Teeküche. Heimlich, weil wir Teilzeitkräfte unter gar keinen Umständen Pause machen dürfen. Sonst flippt unser Chef aus und hält uns die miesen Umsatzzahlen schwarz auf weiß vor die Nase. Meine Kollegin sieht mir gleich an, dass ich high bin und wir verschieben unser zuvor für heute Abend geplantes Treffen auf irgendwann einmal.

Mein Job macht mir Spaß. Ich liebe die Adrenalinschübe, wenn nach guter Arbeit die Verkaufszahlen in die Höhe schnellen. Meine Kollegen sind toll, die Tätigkeit fällt mir im Grunde genommen sehr leicht. Ich kann kreativ sein, eigenständig arbeiten und bekomme meine fünfundzwanzig Stunden pro Woche meistens gut auf die Vormittage verteilt. Häufig arbeite ich zusätzlich freiwillig am Wochenende im menschenleeren

Büro, nur damit ich am Montag einen leergefegten Schreibtisch habe. Bezahlt oder anderweitig ausgeglichen werden solche Dinge nicht. Ich gelte in der Firma als gut gelaunt und erfolgreich. Es erfüllt mich mit Stolz, dass ich nach meiner langen Erziehungspause so gut verdiene. Ein Leben ohne diese Anerkennung kann ich mir gar nicht mehr vorstellen.

Doch in den letzten Monaten geschieht etwas, das mir nicht gefällt. Ich bin häufig gereizt und verliere meine Fröhlichkeit. Mein ohnehin anstrengender Chef scheint immer schlimmer zu werden. Nie ist es genug, was ich tu. Sieht er denn nicht, wie ich gegen die Schmerzen ankämpfe und sowohl mich als auch das Team ständig selbst motiviere? Nein, er sieht es nicht. Er sieht nur mahnend aus dem Fenster, als ich um kurz nach eins hastig das Gebäude verlasse. Früher habe ich ihm in solchen Fällen frech ins Gesicht gelacht und er musste schmunzeln. Auf diese Art des Schönwettermachens habe ich jetzt keine Lust mehr.

Den Hund bewegen, Essen kochen, Tränen trocknen wegen einer schlechten Mathe-Arbeit – der ganz normale Wahnsinn, den ich auch ohne Migräne anstrengend finde. Mit Migräne ist es der Horror. Endlich kann ich mich um drei Uhr auf die Couch legen. Innerhalb weniger Sekunden befinde ich mich im Tiefschlaf. Nie wieder aufstehen, zumindest bis morgen früh nicht, das wäre das größte Geschenk auf Erden. Doch von ganz alleine kommen die Kinder nicht zur Musikschule, wird die Waschmaschine nicht geleert und frisches Brot gekauft. Nach der letzten Runde mit dem Hund am Abend falle ich tief erschöpft auf den Relaxsessel vor die Glotze. Noch etwas berieseln lassen und nur nicht nachdenken. Mein Mann hört sich am Telefon an, was ich am Tag so gemacht habe. Ich beneide ihn. Er liegt jetzt in einem Hotelzimmer und muss sich nur um sich kümmern. Das ist ungerecht, denn er kümmert sich ansonsten um nahezu alles. Ich beneide ja nicht nur ihn. Ich beneide jeden, der keine Migräne hat.

ICH BIN MIR JA SICHER, DASS DU IRGENDEIN NAHRUNGSMITTEL NICHT VERTRÄGST!

Sport und Abnehmen, zwei Wörter, die mir gar nicht gefallen. Doch mein neuer Neurologe findet, dass ich grundsätzlich etwas ändern muss an meinem Leben. Ich sei viel zu hibbelig, allerdings beziehe sich diese Hyperaktivität nicht auf meinen Körper, sondern auf den Geist. „Wandeln Sie doch einfach mal Ihre ständige Betriebsamkeit in Bewegung um!", rät er mir süffisant grinsend. Irgendwie fühle ich mich geschmeichelt. Dass ich so einen regen Verstand habe und der Typ es sofort erkennt, macht ihn spontan zu meinem neuen Lieblingsarzt. „Ich nehme Sie für eine Woche aus dem Rennen und Sie fangen mit Nordic Walking an!" Alles, nur das nicht! „Nee, da gehe ich lieber arbeiten – ich will doch keine von diesen joggenden Hausfrauen sein!" Der Arzt lacht, doch ich habe keine Wahl. Ich werde krankgeschrieben, soll meine Ernährung umstellen und mit Sport beginnen.

Fast hätte er es vergessen und innerlich atme ich bereits erleichtert auf, doch dann schiebt er mir die Bibel eines jeden Migräne-Fachmanns zu, nämlich den auszufüllenden Kopfschmerzkalender. Ich muss nun wieder täglich darüber Buch führen, um welche Uhrzeit ein Anfall beginnt, wann er stärker wird und wann er wieder vorbei ist. Dazu ist auf einer Schmerzskala einzutragen, wie intensiv die Birne dröhnt. Keine Ahnung, wie viele dieser Kreuzchen-Zettel ich schon vollgekritzelt habe. Das Ergebnis ist immer das gleiche: der behandelnde Medizinmann wirft beim nächsten Besuch einen kurzen Blick darauf, schimpft dann, wenn man fünf Tage in Folge die höchste Schmerzstufe angekreuzt hat („Da hätten Sie ins Krankenhaus fahren müssen! Oder haben Sie vielleicht übertrieben?") und legt den Vordruck dann achtlos zur Seite. Ich hasse Kopfschmerzkalender, denn sie führen mir selbst vor Augen, dass bald kein Tag mehr unbeschriftet bleibt. Ich vermute, sie sind eine Art Fleißkärtchen. Arbeitet der Patient mit? Achtet er auch auf alle Regeln? Hat er genug geschlafen, wenig gelesen, keine laute Musik gehört, ausgewogen gegessen und sich vor emotionalem Stress geschützt? Man muss es nur wollen!

Die ganzen lästigen Ernährungspläne habe ich auch noch zu Hause herumliegen, denn ich bin Mitglied bei den „Weight Watchers", kenne „Schlank im Schlaf" auswendig und weiß theoretisch sehr viel über Fett am Morgen (pfui), Snacks als Zwischenmahlzeit (bitte nur in Form von Obst und Gemüse), Fertigprodukte zwecks Beschleunigungsprozess am hektischen Mittag (gute Mütter machen so etwas nicht) und Kohlenhydrate am Abend (ganz schlecht). Ich habe auch schon häufig ganz viel abgenommen. Allerdings habe ich auch schon häufig ganz viel wieder zugenommen. Und meine Migräne macht mich noch dicker. Denn vor einem Migräneanfall habe ich eine schier übermenschliche Gier nach Süßem und bin auf der Suche nach lila Papier, gesunden Vitaminen zum Naschen und – sehr wichtig – Cola. Während des Anfalls esse ich nichts, doch danach würde ich am liebsten das nächste griechische Restaurant stürmen und mir Unmengen von Giros, Reis und Zaziki reinpfeifen. Mangels Gelegenheit wird dann häufig der Sandwich-Toaster in Betrieb genommen oder Käsestullen vertilgt.

Immerhin muss ich jetzt nicht wieder so ein nerviges Ernährungstagebuch zwecks Findung einer Unverträglichkeit führen. Die meisten Laien sind davon überzeugt, dass Migräniker keinen Käse essen sollten, keinen Wein trinken und Schokolade komplett meiden müssten. Es wäre sehr schön, wenn mich ein Lebensmittel triggern würde, von mir aus auch zwei oder drei. Doch bei allen kompliziert durchgeführten Tests kam nichts heraus. Wenn ich Krabben esse, bekomme ich Migräne – oder nicht. Haue ich mir die Hucke voll mit Tiefkühlpizza, kann danach alles passieren oder eben gar nichts. Es gibt keine

Regel für mich, wann die nächste Attacke naht. Das glaubt einem das Umfeld aber sowieso nicht. Mein neuer Neurologe jedoch schon, doch er ist unerbittlich. Ich muss abnehmen und Sport treiben, denn wer täglich Ausdauersport treibt, fühlt sich automatisch besser. Ich rufe meinen Chef an, lasse mich einmal ordentlich zusammenbrüllen und dann stelle ich meine Ernährung zum gefühlten zwanzigsten Mal um.

Es ist richtig toll, wenn man unter einem Triptan stehend zum Walken geht. Zumal ich sowieso eine lahme und unsportliche Ente bin. Doch mich wahlweise todmüde oder schmerzverzerrt im Eiltempo zu bewegen, übersteigt meine Fähigkeiten endgültig. Meine beiden Nachbarinnen grinsen schäbig, als ich mich schweißüberströmt am Gartenzaun festhalte. Sie denken, dass ich selbst schuld bin. Ihrer Meinung nach ist es äußerst dumm arbeiten zu gehen, obwohl man dafür doch einen Mann hat. Sie haben keine Migräne und leider auch kein Übergewicht. Weil sie langweilig leben und sich nicht so abrackern wie ich?

BEI DEINEM STRESS IST DAS AUCH KEIN WUNDER!

Meine Sport- und Diätwoche ist um, ohne dass sich irgend etwas getan hat. Ich schwöre mir, dass ich das nächste Mal, wenn ich den Luxus einer Krankschreibung genieße, etwas Schönes anstelle. Bis dahin muss ich allerdings irgendwie durchhalten. „Gehen Sie doch mal zum Autogenen Training zu Heiner – der bietet das in Verbindung mit Muskelentspannung nach Jacobson an!“, rät mir ein Kunde. Heiner habe ich schon einmal auf einem Flyer gesehen. Ein schwer betroffener Öko mit Rauschebart und Jesuslatschen. Ja, meine Güte, warum nicht? Inzwischen bin ich wirklich sehr unausgeglichen. Ich habe zwar schon einmal in der Volkshochschule Autogenes Training ausprobiert, aber das hat nicht geklappt. Und die Muskelentspannung nach Jacobson wollte ich zuhause nach CD-Anleitung bereits erlernen. Ergebnis negativ. Erstaunlicherweise bezahlt sogar die Krankenkasse Heiners Kosten.

In der neuen Mittwochs-Gruppe sind wir sieben Frauen plus Heiner. Der ist sichtlich davon angetan, dass neben uns mittelalten Muttis auch zwei fesche junge Hüpfer dabei sind. Die beiden sympathischen Mädchen tun mir jetzt schon leid, denn dies ist definitiv kein Therapeut, mit dem man sich einen Flirt erträumt. Egal, ich lege mich auf die Matte und lasse den Kerl mal quatschen. Von draußen dringt ein wenig Straßenlärm herein, was uns anfangs ganz schön ärgert. Doch Heiner erklärt uns, dass wir die Geräusche zulassen sollen und schon bald nichts mehr hören werden. Na, der kennt mich aber schlecht. Ich bin sehr geräusch- und lichtempfindlich.

Das Wunder geschieht. Innerhalb weniger Minuten bin ich gaaanz schwer und gaaanz warm. Wie toll! Heiner entführt uns mit seinen langsamen und ruhigen Ansagen auf karibische Traumreisen, lässt die Yoga-Matte wie von Zauberhand wohlig warm werden und sorgt für die totale Entspannung. Das Kindergeschrei draußen hat die ganze Zeit stattgefunden? Ich habe keinen Ton gehört! Dass ausgerechnet ich dermaßen positiv auf das Training reagiere, überrascht mich selbst am meisten.

Tatsächlich bin ich nach kurzer Zeit der gierigste Jünger der Gruppe, denn ich kann einmal in der Woche meinem anstrengenden Gedankenkarussell entkommen. Es versteht sich von selbst, dass Heiner davon überzeugt ist, meine Migräne heilen zu können; als Unterstützung fällt ihm spontan sein Einzeltraining ein, in dem leistungsorientierte Leute wie ich lernen, den Schmerz anzunehmen, umzuleiten und per imaginären Luftballon in den Weltraum zu entsenden. Nee du, lass mal, danke! Brav absolviere ich meine Autogenen-Trainings-Übungen zu Hause und es stellt sich so etwas wie eine tägliche kleine Ruhepause ein. Sehr fein finde ich das und werde wohl den Rest meines Lebens Heiner heimlich dabei zuschauen, wie er die jüngsten Frauen freudig begutachtet, während diese mit geschlossenen Augen gaaanz warm werden.

Meiner Migräne tut das Ganze keinen Abbruch.

WOHER KOMMT DENN DEINE MIGRÄNE?

Meine Familienmitglieder und engsten Freunde sind ratlos. Kein Wunder, ich bin es auch. „Dass du das so aushältst – ich würde mir einen Strick nehmen!“, wundert sich Anneke. Tina meint, dass es andere noch schlimmer getroffen hat. Auch wenn ich ihr wirklich leid täte, aber immerhin ist es kein Krebs. Das stimmt. Ich bin froh, dass ich keinen Krebs habe, keine Multiple Sklerose und kein Tourette-Syndrom. Alles definitiv noch viel unerfreulicher. Ich führe eine glückliche Ehe, der höchstens ein paar Running Gags à la „Schatz, heute nicht, ich hab’ Migräne“ gut stehen würde. Unsere Kinder sind toll, das Haus eine Wucht und wir können uns regelmäßig Markenturnschuhe leisten. Wäre meine Migräne nicht, hätte ich allerdings außer den Schmerzen ein riesiges Problem weniger, und das sind die klugen Tipps der Mitmenschen. Die Zeiten, dass ich näher auf gutgemeinte Ratschläge eingehe, sind längst vorbei.

Ich kann es nicht mehr hören. Warum meint denn wirklich jeder Mensch, seinen unqualifizierten Senf zu meiner Krankheit abgeben zu müssen? Wie häufig habe ich schon erklärt, dass ich es bereits mit Magnesium versucht habe, Pfefferminzöl einen Dreck bei mir wirkt und Red Bull ein Getränk ist, aber kein wirksames Migräne-Medikament? Man merkt mir meinen Groll nicht an, denn ich bleibe immer freundlich, wenn man mir diese spektakulären Neuigkeiten auftischt. Weil ich weiß, dass es so gut wie keiner böse mit mir meint. Es ist einfach bei den meisten Leuten noch nicht angekommen, dass Migräniker nur im größten Glücksfall wissen, woher ihre Migräne kommt. Würden sie das nämlich wissen, packten sie das Übel schnellstmöglich an der Wurzel und mieden es fortan wie die Pest.

Wenn selbst so viele Ärzte und Therapeuten keinen Schimmer haben, wie sollen es da Nicht-Fachleute wissen? Es ist nicht nur der Typ mit lila Halstuch und Rastalocken, der Yoga und Tai Chi für das Nonplusultra hält. Oder die unausgefüllte Ehefrau, die im dritten Anlauf auf Papis Kosten eine Ausbildung zur Reiki-Meisterin absolviert und nun ihre Lehren unters Volk bringt. Nein, auch ein angesehener Zahnarzt weiß genau, woher meine Migräne kommt. Von dem ungeraden Gebiss nämlich, das ist doch klar. Darum gibt er mir gleich einen Kostenvoranschlag über achttausend Euro mit, um zuerst den Kiefer zu brechen und dann komplett neu aufzubauen. Dieses Prozedere dauert ein paar Monate und ob es mir hinterher wirklich besser geht – wer weiß das schon?

Der Orthopäde schmunzelt über den geldgeilen Kollegen, denn für ihn ist sonnenklar ersichtlich: das kommt vom Rücken, genauer gesagt von der Wirbelsäule. Das Geld für neue Beißerchen könne ich mir sparen, denn mit ordentlichen Einlagen (auf keinen Fall die vom Knochenbrecher!) wirke ich langfristig und effektiv gegen. Und mindestens zehn Kilo abnehmen muss ich natürlich schon. Dass ich bereits zu schlanken Zeiten Migräne hatte, interessiert keinen Menschen. Wohl aber, dass ich hin und wieder Schmerzen in den Knien habe. Aha! Die kommen grundsätzlich vom Übergewicht und davon ja auch wieder irgendwie die Migräne!

Wie man es auch dreht und wendet, irgendwie bin ich immer selber schuld an meinem Zustand. Ich tu einfach nicht alles, was man mir rät, dabei gibt es doch weiß Gott genug Möglichkeiten! Die Gesundheit sollte einem schon etwas Geld aus der eigenen Tasche wert sein, findet die Lehrerin meiner Tochter. Sie selbst geht regelmäßig zu einer sehr guten Krankengymnastin, die ganzheitlich arbeitet. Und plagt sich daher auch nicht mit irgendwelchen Leiden herum. Ich rechne ihr lieber nicht vor, was uns meine Migräne schon gekostet hat. Sonst kommt sie noch auf die Idee, mir eine Spende für den Förderverein der Schule abzuluchsen.

Natürlich gibt es auch Menschen, die sich völlig

normal verhalten. Es sind allerdings nicht sehr viele. Mein Mann und ich sind zu einer verschwiegenen Einheit geworden, denn auch er ist hochgradig genervt von Sprüchen der Verwandtschaft wie „Kalinka ist heute auch dabei und sie hat noch nicht einmal Migräne!" Erstens habe ich Migräne, zweitens besuchen wir dich später im Altersheim höchstens einmal im Monat, denken wir unisono. Zwar ist unser Dauerbrennerthema für die Ehe eine Belastung, doch schweißt es uns auch enger zusammen. Wir gegen den Rest der Welt, gegen Fragen wie „Trinkst du auch genug?" und Kommentare wie „Ach, du bist schon wieder krank? Oder immer noch? Hahaha!"

Eigentlich war ich immer ein sehr geselliger Mensch, doch meine Lust auf Gesellschaft schwindet stetig. Ich freue mich zwar sehr, wenn sich ein paar hartnäckige Freunde regelmäßig melden und mich nicht hängen lassen. Doch ich rufe nie zurück, rege keine Treffen an und klinke mich vorsorglich beim nächsten Wellness-Wochenende aus. Es könnte ja sein, dass ich Migräne habe, dann kann ich es sowieso nicht genießen. Und wenn ich keine Migräne habe, dann möchte ich die beschwerdefreie Zeit mit meiner Familie auskosten. Ein richtiger Eremit bin ich geworden, der niemanden hören und sehen will. Inzwischen lüge ich fast alle Leute an: „Mir geht es gut." „Was? Das ist ja toll! Dann hat es geklappt mit der

Feldenkrais-Methode, die ich dir genannt habe?“ Zügig nicke und bestätige ich den Quatsch und mein Gegenüber ist zufrieden. Ich habe die Nase voll davon, andere Leute trösten zu müssen, weil ich immer noch Migräne habe. Dass sich mein Freundes- und Bekanntenkreis nach und nach verkleinert, beruhigt mich. Endlich lässt man mich in Frieden und ich muss nicht andauernd etwas erklären und vorspielen.

DU NIMMST DOCH EH SCHON ZUVIEL MEDIZIN!

Der nächste Termin beim neuen Neurologen steht an. Ich habe nicht abgenommen, ich bin nicht sportlicher geworden. Beim Kopfschmerzkalender habe ich gemogelt wie ein Weltmeister, denn ich habe die Kreuzchen für die vergangenen vier Wochen erst auf den letzten Drücker gemacht. Bestimmt muss ich mich gleich wieder rechtfertigen. Fragen wie „Haben Sie Migräne oder Kopfschmerzen?" empfinde ich als wirkliche Frechheit und auch als Zeichen mangelnder Kompetenz. Denn entgegen der allgemein vorherrschenden Meinung muss eine Migräne gar nicht zwingend einseitig sein. Sie muss auch nicht mit Übelkeit einhergehen oder ist nur besonders schlimm, wenn man „mit Aura" hinzufügt. Die Migräne hat viele Gesichter. Meine jedoch ist einseitig, ich habe manchmal eine Aura und manchmal auch nicht und muss mich glücklicherweise nur selten übergeben. Besonders schlimme Anfälle bringen mich an den Rande des Wahnsinns, das kommt etwa an zwei oder drei aufeinanderfolgenden Tagen im Monat vor. Dann kann ich nicht mehr reden oder lächeln. Solche Horrorattacken bringen mich ganz nah an Todessehnsüchte, die nur überlagert werden dank meiner Familie. Trotz allem bin ich mir sicher, dass es mir irgendwann wieder besser geht. Ich mache einfach immer irgendwie weiter und überstehe eine Woche nach der nächsten. Meine Freizeitaktivitäten habe ich auf ein Minimum reduziert, Freunde sehen mich kaum noch. Ich arbeite oder ich habe Migräne oder natürlich beides.

Das alles erzähle ich dem Arzt, der findet, dass es nun an der Zeit ist für eine neue medikamentöse Migräneprophylaxe. So ginge das nicht weiter, denn Selbstmordgedanken sind inakzeptabel. „Ja, aber ich habe bisher von jedem Prophylaxe-Mittel total zugenommen!“, protestiere ich. „Ich weiß, Sie scheinen da wirklich Pech zu haben. Das einzige Medikament, von dem Sie mit Glück sogar abnehmen, ist ein Mittel gegen Epilepsie, das auch zur Vorbeugung gegen Migräne angewandt wird.“ Ich fürchte mich davor, denn bisher habe ich nicht viel Gutes darüber gehört. Heftige Nebenwirkungen und häufig noch nicht einmal der gewünschte Migräne-weg-Effekt eilen dem Ruf dieser Mittel voraus. „Versuchen Sie es. Wenn es nicht klappt, setzen Sie es ab. Zwei Wochen sollten Sie sich aber dafür Zeit geben!“, ermutigt mich der Doc. Er will mich krankschreiben, aber das kommt nicht schon wieder in Frage. „Nein, danke, ich versuche es so – sonst melde ich mich.“ „Das ist verrückt. Sie müssen zumindest

Ihrem Vorgesetzten davon berichten!“

Wie soll ich das meinem Chef beibringen? Gerade jetzt passt es überhaupt nicht, es laufen so viele Projekte gleichzeitig. Ich mache mir ernsthaft Sorgen um den Monatsabschluss. Mein Mann findet, dass ich nicht länger warten soll und ermutigt mich, direkt in die Firma zu fahren. Es ist früher Abend, als ich bei meinem Chef anklopfe. „Hast du kurz Zeit?“, frage ich ihn zögernd und nicht so forsch, wie er mich sonst kennt. Er bemerkt natürlich sofort, dass ich Probleme habe, schon alleine aufgrund der ungewöhnlichen Uhrzeit. Mit besorgtem Blick bittet er mich, Platz zu nehmen. Ich erläutere, um was es geht. Dass ich seit Monaten unter Dauer-Migräne arbeite, körperlich und geistig sehr erschöpft bin und mein Arzt nun die medikamentöse Prophylaxe angeordnet hat. „Wie oft nimmst du denn derzeit Medikamente?“, erkundigt sich mein Chef irgendwie misstrauisch. „Na ja, ich schätze mal so an siebzehn Tagen im Monat.“ Aufgebracht starrt er mich an. Wieso ist der denn jetzt wütend? Will er nicht, dass ich so krank zur Arbeit komme? Eigentlich nicht seine Art, denn er schuftet auch mit Lungenentzündung und hohem Fieber. Ich bekomme Schiss.

„Kalinka, du spinnst wohl! Ich wundere mich schon über dein komisches blasses Gesicht in letzter Zeit! Deine

Tablettensucht ist daran schuld, dass wir den Auftrag neulich nicht bekommen haben! Du kannst dich doch nicht so voll dröhnen! Das untersage ich dir!“ Spinnt der jetzt? „Äh, ich weiß jetzt nicht ganz, worauf du hinauswillst – was soll ich denn jetzt deiner Meinung nach machen?“

Ich soll von den Tabletten runter kommen oder kündigen, empfiehlt er mir stinksauer, aber allen Ernstes. Eine suchtkranke Mitarbeiterin will sich mein Chef nicht dauerhaft leisten. „Aber ich bin doch nicht süchtig!“, rufe ich hilflos. Die Putzfrau vor der Tür erlebt heute eine tolle Show. Ärgerlich fasst mein Arbeitgeber zu meinem Entsetzen zusammen: „Mach was du willst, aber ich will davon nichts wissen!“ Weinend fahre ich nach Hause. So ein Blödmann! Der hat mich ja gar nicht richtig verstanden! Mein Mann tröstet mich und sagt, dass ich mich jetzt sofort krankschreiben lassen soll. So sehr haben wir den Job nicht nötig und verarschen lassen wir uns nicht. Doch ohne mich. Ich gehe morgen erst recht zur Arbeit! Und bereits heute fange ich mit dem Antiepilektikum an!

EIN EINFACHER URLAUB HÄTTE ES WOHL AUCH GETAN!

Nun denn, rein mit der Pille. Epileptiker haben auch keine Wahl und kommen damit klar. Fast jeder habe ein Kribbeln in den Fingerspitzen und in den Zehen, wird eindringlich vor der Einnahme gewarnt. Das wird mich nicht stören, denke ich, so ein bisschen Gekribbel. Genauso wenig wie ein trockener Mund. Dann trinke ich eben mehr. Immerhin nehme ich jetzt mal ab! Tatsächlich kribbelt es bereits nach wenigen Stunden und ich trinke in der Nacht einen Liter Wasser. Dennoch nicht weiter schlimm, befinde ich bockig. Morgens bin ich sehr, sehr müde, ich fühle mich wie gerädert. Kopfschmerzen habe ich auch – typische Nebenwirkung einer Migräne-prophylaxe und so schön widersinnig. Ich schleppe mich ins Büro und vermeide jede Begegnung mit meinem Chef. „Vollpfosten!", finden auch meine Kollegen. „Lass dich nur nicht ausnutzen!" Die Stunden ziehen sich wie Kaugummi, ich bekomme überhaupt nichts fertig und stehle mich eine halbe Stunde früher davon. Auf dem Heimweg nehme ich für die Kinder etwas von einem Drive-in-Restaurant mit, denn ich weiß beim besten Willen nicht, wie ich jetzt noch kochen soll. „Ihr müsst mit dem

Hund gehen!“, bitte ich die beiden stotternd. Dann sinke ich in voller Büromontur samt Pumps ins Bett.

Inzwischen hat mein Sohn Papa bei der Arbeit angerufen. Die Kinder machen sich Sorgen und mein Mann kommt nach Hause. Mir dreht sich alles, ich sehe wie durch einen Milchschleier und bin zutiefst deprimiert. „Mama, bitte nimm die Medizin nicht noch mal!“, flehen die Kinder herzzerreißend. Jetzt haben sich auch noch die Omas und Opas eingefunden, die das alles verrückt finden. So viele Tabletten, das kann ja nicht gut sein. Was soll so ein Blödsinn? Ich muss einfach mal zur Kur, ein paar Wochen ausspannen und nicht dauernd Tabletten schlucken, finden sie. Es dauert ein paar Stunden, bis ich mich wieder etwas gesammelt habe und schlucke in einem Anfall geistiger Umnachtung die nächste Tablette. Diese gibt mir den Rest. Ich habe das erste Mal im Leben wirkliche Todesangst und eine richtige Panikattacke. Das Teufelszeug kommt in den Müll und ich weine um all die armen Epileptikerkinder, die solch einen Dreck nehmen müssen.

So einzuknicken und Schwäche zu beweisen ist die schlimmste Strafe für mich, doch ich melde mich krank und heule die nächsten zwei Tage durch. Was soll ich nur tun?

DAS KOMMT VOM WETTER!

Ich hinterfrage mein Leben. Ist die Arbeit wirklich so wichtig für mich? Muss es gerade dieser stressige Job sein? Es gibt einige Leute, die mich sofort einstellen würden – ich werde regelmäßig gefragt, ob ich nicht wechseln möchte. Die Frage ist nur, ob ich das überhaupt will. Es stecken viele meiner Ideen in der Firma, ich hänge an dem Betrieb. So kampflos mag ich nicht aufgeben und unternehme einen letzten Versuch. Das zweite Gespräch mit meinem Chef verläuft weniger emotional, denn natürlich schmeißt man mich nicht einfach raus. Irgendwo weiß sogar dieser Kühlschrank in Menschengestalt, was Anstand ist und es gibt ja auch noch so etwas wie arbeitsrechtliche Bestimmungen. Außerdem bringe ich dem Unternehmen jede Menge Kohle. „Mir geht es wirklich schlecht und ich kann überhaupt nicht einschätzen, wann es besser wird“, gebe ich wahrheitsgemäß zu bedenken. „Das kann doch aber nicht sein, so etwas gibt es gar nicht! Liegt es vielleicht am Wetter? Brauchst du eine Klimaveränderung? Fahr in Urlaub und komme dann bitte normal wieder zurück!“, ringt mein Chef um Fassung. Ich sehe ihm förmlich an, wie er denkt: Weiber! Die sind doch alle nicht ganz dicht!

Er kapiert es nicht und ich spüre: Das war's. Wir reden nur noch aneinander vorbei. Meine Gesundheit und meine Familie sind mir wichtiger als dieser ständige Zwang zur Rechtfertigung und dem totalem Auspowern. Ich will das jetzt nicht, ich muss etwas verändern, sonst gehe ich kaputt. Als ich am nächsten Tag kündige, sind alle schockiert und traurig. Mein Chef hält mich für komplett durchgedreht und ist menschlich tief enttäuscht von mir. „Hast du dir das richtig überlegt? Das ist doch eine Kurzschlussreaktion!" Kann sein, doch mir fällt eine unsagbare Last von den Schultern. Ich bin endlich frei.

Auf meinem letzten Heimweg von der Arbeit halte ich trotz verlaufener Schminke und roter Heulflecken am Dekolleté beim Obst- und Gemüsehändler an. Ich kaufe lauter gesunde Sachen ein, denn ich brauche mich nicht mehr beim Kochen zu beeilen. Während ich die Möhren schnipple, laufen mir unaufhaltsam die Tränen herunter. Tagelang geht das so und ich komme nur sehr langsam aus diesem Gefühlsmischmasch von Niederlage, Erleichterung und Kapitulation heraus. Doch mir wird immer deutlicher bewusst, dass ich etwas Kostbares gewonnen habe: Zeit. Ich bin wieder eine Mutter, die für ihre Familie da sein kann. Die sich trotz Migräne um Weihnachtsschmuck und gemeinsame Hobbys kümmert, in Ruhe mit dem Hund spazieren geht und mit Freundinnen telefoniert, ohne dabei ständig auf die Uhr zu schauen. Fast so wie die langweiligen Nachbarinnen, die ich jetzt vormittags beim Walken sehe.

DU SOLLTEST NICHT SO VIEL LESEN!

Ich bin jetzt eine Hausfrau. Das fühlt sich komisch an, denn eine Hausfrau wollte ich nie sein. Ganz stimmt es ja auch nicht, denn ich bin hochoffiziell arbeitsunfähig. Jetzt gilt es, die Migräne in den Griff zu bekommen und mich fortan auf meine Gesundung zu konzentrieren. Mache ich also das Beste daraus und fange endlich an, meinen neuen Luxus zu genießen. Ich habe so unendlich viel Zeit! Nach und nach schätze ich diesen Umstand immer mehr und frage mich, wie ich die Dreifachbelastung Familie-Arbeit-Migräne so viele Jahre ausgehalten habe. Jetzt gibt es nur noch eine Belastung, nämlich die Migräne. Entgegen jeder Hoffnung sucht sie mich überhaupt nicht seltener heim als zuvor. Meine Migräne kommt also definitiv nicht vom Stress, denn den habe ich nicht mehr. Ich kann den Frühstückstisch direkt am Morgen abräumen, mich mit Medikamenten vollgepumpt wieder zurück ins Bett legen, sobald die Kinder das Haus verlassen haben, ich kann in Schlabberklamotten mit dem Hund durch den Wald latschen und habe jeden Tag von morgens bis abends die Gelegenheit Schulhefte zu kaufen, Blumen zu gießen und Weihnachtskarten zu verschicken. Das stellt eine extreme

Erleichterung für mich dar.

Es gibt sie, die Tage, an denen ich komplett schmerzfrei bin. Manchmal währt dieser Zustand eine ganze Woche, und dann will ich überhaupt nichts mit dem Thema Migräne zu tun haben. Kein Außenstehender käme auch nur ansatzweise auf die Idee, dass eine dicke Akte mit meinem Namen darauf die Krankenkasse schwer beschäftigt. Wenn die Schmerzen weg sind, sind sie weg. Da kommt kein angeblicher Trigger an mich heran, der stärkste Sturm interessiert den Kopf nicht und in der Mittagshitze brutzele ich mitten auf der Terrasse. Ich schreibe, shoppe, schlafe, atme – ganz normal.

Die blöden zehn goldenen Regeln für Migräne-Patienten kann ich ohnehin nicht befolgen. Denn sollte ich mich auch noch an meinen spärlichen Gesundtagen danach richten, würde ich ernsthaft am Sinn meines Daseins zweifeln. Wer denkt sich so etwas aus? Auf ein Zuviel von Medikamenten möge ich verzichten – gut, ich kenne zwar niemanden, der sich freiwillig gerne regelmäßig mit Schmerzmitteln abschießt, doch ich verstehe durchaus den Sinn des Hinweises. Doch was ist von Regeln zu halten, die mich auffordern, auf Wetterverhältnisse zu achten? Was fange ich an mit der Kenntnis, dass ich vor einem Gewitter Migräne bekomme? Leider kann ich das Wetter nicht beeinflussen, genauso wenig wie meine komplette Umwelt. Man hüte sich vor Lärm, starker Licht- und Sonneneinwirkung, achte konsequent auf seine Ernährung, Gemütslage und vor allem darauf, was der Schmerz einem sagen will. Mir gegenüber verrät er kein Wort. Ich habe gekündigt, ich habe jetzt sogar einen Jogginganzug im Schrank und mit meinem Sexualleben ist auch alles paletti. Mein Schmerz sagt mir nur „aua“. Aufregen darf ich mich laut der Regeln unter keinen Umständen. Starke Gemütsregungen sind tabu; dies gilt für Unterhaltungen, Bücher und Fernsehen. Für all das bin ich leider nicht die richtige Patientin. Meine erste spontane Gemütsregung zeigt sich bei der Lektüre der zehn goldenen Regeln für Migräne-Patienten: ich muss sehr laut lachen.

Mein Lieblingsratschlag bei Migräne lautet „Denk endlich mal nur an dich!“ Da ist was dran, das muss ich zugeben. Von all den unsinnigen Sprüchen ist dieser der einzige, den ich nun ernsthaft beherzigen will. Zwar kenne ich unzählige Übermütter und gestresste Arbeitnehmer, die allesamt keine Migräne haben, doch vielleicht bin ich ja einfach zu ehrgeizig, perfektionistisch und muss überall meine Finger im Spiel haben. Mein Leben soll sich ändern, ich will gesund werden. Wer ernsthaft krank ist, lässt sich von Spezialisten in Fachkliniken behandeln. So klein sind die Kinder nicht mehr und das anfängliche Entsetzen im Gesicht meines Mannes ignoriere ich nach allen Regeln meines neuen Lebensmottos. Der Aufenthalt in einer Migräneklinik wird mir sicherlich weiterhelfen. Wäre mir nur vorher klar gewesen, dass mit dem Antrag für die Schmerzklinik der Stress erst so richtig losgeht!

Ich hätte bestimmt ein paar Migräneanfälle weniger gehabt.

Kirsten Wendt lebt mit ihrer Familie in einem Dorf nahe Nienburg an der Weser. Im Jahr 2010 verwirklichte sie mit 40 Jahren ihren Traum und begann neben ihrer eigentlichen Arbeit im Vertrieb mit dem Schreiben journalistischer Artikel – zuerst im Internet, später auch in Zeitungen. Nach einigen Wettbewerbsgewinnen gelang sie in die E-Book-Szene. Ihre erste selbstveröffentlichte Erzählung „*Migräne ist ein doofer Kopfmann*" wurde ein voller Erfolg. Inzwischen hat sich Kirsten Wendt als Autorin selbständig gemacht und weitere E-Books verfasst.

Die Geschichte von Kalinka Nauer geht weiter unter dem Titel „*Migräne ist ein bisschen Psycho – Sechs Wochen Reha*". Die Autorin leidet selbst unter Migräne und hat sich im *Kopfmann* ihrer eigenen Erinnerungen bedient. Dennoch ist Kalinka Nauer eine fiktive Person und die tatsächlichen Situationen und Geschehnisse wurden verändert oder verfremdet.

1960782R00033

Printed in Germany
by Amazon Distribution
GmbH, Leipzig